CATALOGUE RAISONNÉ

DU CABINET

DE M. DUPONT AINÉ

CABINET

DE

M. DUPO T AINÉ,

NATURALI TE,

PRÉPARATEUR DE LA FACULTÉ DE MÉDECINE DE P. ..IS, DE L'ÉCOLE ROYALE D'INSTRUCTION
DU VAL-DE-GRACE, ET MEMBRE DE USIEURS SOCIÉTÉS SAVANTES,

RUE DU COQ SAINT-HONORÉ, N° 9.

PIÈCES MODELÉES EN CIRE

REPRÉSENTANT

L'ANATOMIE HUMAINE ET COMPARÉE,
L'HISTOIRE DE LA GROSSESSE ET DU FŒTUS,
LA PATHOLOGIE;

COMPRENAN

PLUSIEURS ESPÈCES DES MALADIES LES PLUS CURIEUSE

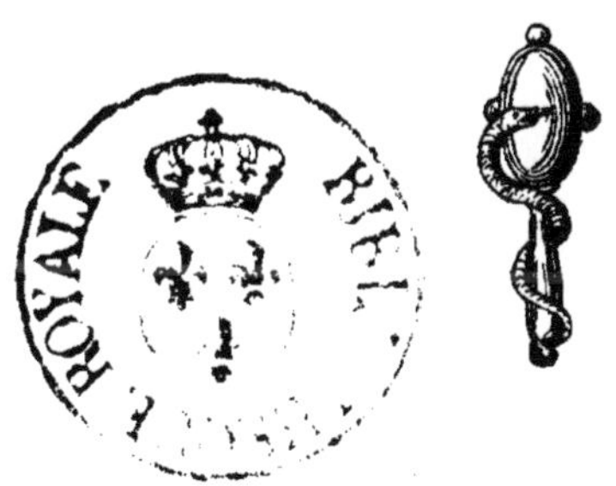

PARIS.

IMPRIMERIE DE E. DUVERGER,
RUE DE VERNEUIL, N° 4.

1827.

RÉFLEXIONS PRÉLIMINAIRES.

Presque tous les objets que renferme le cabinet de M. Dupont aîné ont trait à l'anatomie humaine et comparée. Ils ont été composés sous l'influence et, pour ainsi dire, sous la protection de la faveur toute particulière dont cette science jouit généralement de nos jours ; à leur tour, ils peuvent lui prêter un grand secours, en rendant sensibles ses découvertes.

L'ardeur avec laquelle, depuis la Révolution, on se livre chez nous aux travaux anatomiques, indique assez l'importance des résultats qu'on en a obtenus et qu'on en attend encore.

En effet, autour de l'anatomie viennent se grouper toutes les connaissances nécessaires au médecin, au chirurgien, au physiologiste, au philosophe même ; ou plutôt elles en découlent comme d'une source féconde d'où jaillit la révélation des plus profonds mystères.

Plus de doute, plus de secret pour l'anatomiste, qui, d'un scalpel curieux et sûr, interroge chaque veine, chaque fibre, et, de muscle en muscle, de nerf en nerf, dévoile le mécanisme entier de l'organisation animale ; cette science devient pour lui un guide certain , s'il pratique l'art de guérir ; s'il se livre simplement à des idées spéculatives , l'être physique lui explique l'être moral. Cette dernière proposition est confirmée par le système bien établi de M. le docteur Gall.

Les gens du monde eux-mêmes ne peuvent rester étrangers à quelques notions d'anatomie, dans un siècle où cette science est si universellement répandue.

C'est donc une chose généralement utile que l'exposition d'un cabinet d'anatomie dans lequel toutes les pièces, *modelées en cire* , offrent une imitation scrupuleuse et parfaite du corps humain, tant à l'intérieur qu'à l'extérieur.

Ce spectacle n'a rien de dégoûtant, puisque tout y est artificiel; malgré les illusions d'une ressemblance frappante de vérité, l'imagination se rassure à l'idée que ce n'est que de la cire.

Là, l'artiste, l'élève en médecine, en chirurgie, trouveront des *fac simile* fidèles, inaltérables, sur lesquels ils pourront, au moyen de nombreuses coupes en tous sens, méditer, étudier, soit en partie, soit en entier, la myologie, la névrologie, l'ostéologie, ainsi que tous les élémens organiques du cerveau et la structure de la tête.

Ce cabinet deviendra aussi pour le peintre, pour le coloriste, un atelier précieux, fécond en poses académiques; ils s'y prémuniront contre ces fautes presque traditionnelles de dessin qui supposent des connaissances bien incomplètes en anatomie; ils verront les tons des chairs, les transparences de la peau, et cesseront de peindre cet incarnat de pure imagination , qui n'offre qu'un coloris idéal.

Plusieurs pièces aussi sont consacrées à l'histoire de la grossesse : depuis l'œuf humain, depuis l'embryon, jusqu'à la perfection et à la naissance du fœtus ; la gestation est mise à jour sur des modèles de la plus grande exactitude qui ne laissent rien à désirer à la curiosité la plus minutieuse. Les personnes qui pratiquent les accouchemens pourront les étudier avec fruit : auprès de cette nature toute dévoilée, leurs doutes, leurs erreurs se dissiperont.

L'oculiste aussi trouvera exactement représentées dans ce musée les maladies d'yeux de toute espèce.

Enfin, la série la plus complète qui ait jamais existé de symptômes de la maladie syphilitique doit être pour une jeunesse aveugle en ses passions une école de mœurs, un salutaire avertissement bien capable de la détourner du libertinage ,

qui produit des fruits si amers : *le père y con-
duira son fils ;* plus que la remontrance la plus
éloquente qu'il pourrait lui adresser, ce spectacle préviendra fortement l'imagination du jeune
homme, soit sur les dangers de l'onanisme, soit
sur ceux de la débauche.

Pour faire une diversion agréable à ce triste
spectacle, il y a une salle consacrée à l'ornitholo-
gie, à l'entomologie, où la beauté d'une collection de papillons des Grandes-Indes, la vivacité,
l'éclat du plumage d'un grand nombre d'oiseaux-
mouches, reposent et charment la vue. On y ad-
mirera des familles très rares, conservant les
attitudes de la vie et le riche émail de leurs plumes.

Tel est l'ensemble du cabinet de M. Dupont
aîné. On s'abstiendra ici de tout éloge ; seulement on fera connaître comment il a été jugé par
l'Institut, en donnant ici copie d'un rapport fait
à cette illustre société.

INSTITUT DE FRANCE.

Académie royale des Sciences.

Le Secrétaire perpétuel de l'Académie pour les sciences naturelles certifie que ce qui suit est extrait du procès-verbal de la séance du lundi 18 avril 1825.

(Rapport sur les collections d'animaux et les préparations anatomiques de M. Dupont.)

L'ACADÉMIE nous a chargés, M. Duméril et moi, d'aller visiter le cabinet d'histoire naturelle du jeune voyageur et artiste en préparations en cire, M. Dupont. Nous nous sommes acquittés de ce devoir, et nous allons faire connaître à l'Académie le résultat de notre examen.

Livré à sa seule industrie, uniquement soutenu par son zèle, M. Dupont n'a pu rassembler un très grand nombre d'animaux ; cependant, sa collection en offre un certain nombre pris dans les diverses classes, et qui sont dans un état parfait de conservation. Nous avons exprimé à **M.** Dupont notre satisfaction pour la manière dont il prépare et empaille les oiseaux , et dont il conserve ses papillons ; mais ce n'est pas sur ce genre de mérite que nous voulons attirer les regards de l'Académie.

M. Dupont se livre depuis plusieurs années , avec un succès non douteux, au modelage en cire, art qui a déjà rendu de grands services aux sciences naturelles.

M. Dupont, qui a étudié la Médecine, a cherché quel genre de service son art pourrait rendre à cette science. Il a senti qu'en mettant à la portée de chacun les points difficiles de l'anatomie des nerfs de l'oreille, etc. , etc. , il épargnerait aux étudians du temps et des difficultés presque insurmontables dans beaucoup de cas. L'ouvrage le plus remarquable qu'il ait fait dans cet esprit est un nerf grand sympathique, dont la perfection , sous le rapport des formes, de la couleur, de la précision des détails, ne laisse rien à désirer ; c'est assez dire que cette pièce soutient la comparaison avec celle du célèbre Laumonier, pièce qui est depuis long - temps déposée dans les cabinets de la Faculté de Médecine.

Les autres productions en cire de **M. Dupont** sont :

1° Un écorché de grandeur naturelle, ouvrage qui a mérité les éloges du jury d'admission à l'exposition des produits de l'industrie française.

2° Un nerf facial et ses nombreuses divisions.

3° Une oreille plus grande que **nature, et tous** les détails de sa structure intérieure.

4° Une série de préparations représentant, en grandeur naturelle, l'histoire de la grossesse et du développement du fœtus.

5° Une suite de pièces pathologiques représentant un grand nombre de maladies vénériennes ou cancéreuses.

Ce genre de préparations mérite une distinction particulière par la vérité des formes et des aspects que l'auteur a su parfaitement saisir. Ces préparations sont d'une grande utilité aux jeunes gens qui viennent étudier quelques années dans la capitale, et qui n'ont pas toujours l'occasion de voir les nombreuses maladies syphilitiques qui sont décrites dans les auteurs.

Enfin, M. Dupont exécute en ce moment une

série de pièces où seront représentées les innom-
brables affections dont l'organe de la vue peut
être atteint, ainsi que leurs divers degrés. Lorsque cet ouvrage sera terminé, ce sera sans
doute la plus belle suite de préparations pathologiques en cire qui existe en France. L'auteur
ne se contente pas de montrer le globe de l'œil
ou les paupières dans l'état malade, mais il reproduit le visage entier avec les diverses expres-
sions que le trouble de la vue ou la douleur y
produisent. Cette idée neuve et heureuse sera
surtout appréciée par les personnes qui se li-
vrent à l'étude de la médecine, et même par les
médecins qui font une étude particulière des
yeux.

En résumé, les ouvrages de M. Dupont ont
toute la perfection dont ce genre de reproduc-
tion est susceptible. Sous certains rapports
même, tels que la vérité des couleurs et la
transparence des organes, il a, selon nous, dé-
passé les artistes qui l'ont précédé. Vos commis-
saires pensent donc que ce jeune naturaliste est
doué des talens nécessaires pour cultiver avec
le plus grand succès l'art du modelage en cire ;
qu'il mérite par ses productions terminées les

éloges de l'Académie, et qu'il serait à désirer qu'un art aussi utile fût encouragé.

Signé, DUMÉRIL, MAGENDIE, *Rapporteurs*.

L'Académie adopte les conclusions de ce rapport.

Certifié conforme.

Le Secrétaire perpétuel, conseiller d'État, commandeur de l'ordre royal de la Légion-d'Honneur.

Signé : le baron CUVIER.

CATALOGUE

RAISONNÉ.

PIÈCES MODELÉES EN CIRE,

REPRÉSENTANT LES MALADIES VÉNÉRIENNES[1].

---

1 Parties sexuelles externes de la femme :
état sain.

2 Parties génitales externes de l'homme :
état sain.

Série d'accidens résultant d'un écoulement du canal
de l'urètre.

3 Priapisme déterminé par une urétrite aiguë,
catarrhe de l'urètre, connu vulgairement
sous le nom de *chaude-pisse cordée.*

[1] Une partie de ces pièces ont servi de modèles aux gravures qui ornent le bel ouvrage publié par M. le docteur Devergie aîné, sous le titre de *Clinique de la Maladie syphilitique;* 2 vol. in-4°, chez Maurice, libraire-éditeur, rue de Sorbonne, n° 5.

On a suivi ici la classification de cet important ouvrage.

Symptôme traité par M. le docteur Devergie aîné.

4 Inflammation d'un testicule, suite d'une urétrite supprimée, ou *chaude-pisse tombée dans les bourses*. Symptôme traité par M. le docteur Devergie aîné.

5 Inflammation des deux testicules négligée et suivie d'un abcès dans les bourses, qui sécrète dans plusieurs points. Symptôme traité et guéri par M. Cullerier oncle.

6 Hydro-sarcocèle, ou testicule atteint d'une inflammation lente, avec collection d'eau dans sa tunique. Cette affection, réputée vénérienne, a été guérie, sans l'emploi du mercure, par M. le docteur Devergie aîné.

7 Phymosis avec chancres : inflammation et rétrécissement de l'ouverture du prépuce empêchant l'issue du gland. Suite d'une gonorrhée.

8 Phymosis incisé pour mettre à découvert des chancres rongeant le pourtour du gland. Symptôme traité par M. le docteur Devergie aîné.

9 Ophthalmie : inflammation de l'œil, suite de la suppression d'un écoulement du vagin,

traitée à l'hospice des Vénériens par
M. Cullerier neveu.

10 Bléfarite : inflammation des paupières ; affection vénérienne traitée par M. Bard.

11 Ophthalmie avec boursoufflement de la con-
jonctive et iritis, c'est-à-dire, inflammation de la prunelle, traitée et guérie
par M. le docteur Devergie aîné.

12 Canaux excréteurs accidentels de l'urine
organisés dans le gland, suite d'une gonorrhée mal traitée et remontant à trois
ans, guérie au Val-de-Grace, service
de M. Gama.

13 Paraphymosis : refoulement du prépuce
faisant bride et étranglement derrière le
gland.

14 Gangrène de la verge et du scrotum, suite
d'abcès urinaire au périnée et de rétrécissement du canal.

15 Phymosis avec 1° chancres du prépuce,
2° gonflement de la verge. Symptôme
traité par M. le docteur Devergie aîné.

Série de pustules et dartres.

16 Pustules muqueuses ulcérées avec tuméfaction des grandes et petites lèvres, traitées par M. Cullerier neveu.

16 *bis*. Pustules muqueuses aux parties sexuelles, chez une femme de vingt-quatre ans.

17 Mêmes pustules, mais plus développées, chez une femme de vingt-deux ans.

18 Pustules muqueuses ulcérées, chez une femme de vingt et un ans.

19 Pustules muqueuses simulant les boutons de la petite vérole.

20 Végétations pustuleuses ulcérées, avec engorgement lymphatique de grandes lèvres, chez une femme de vingt-huit ans, guéries par M. Cullerier neveu.

21 Autre espèce de pustules muqueuses, chez une femme de vingt ans, traitées par M. Cullerier neveu.

22 Pustules muqueuses ulcérées, chez une femme de vingt et un ans. Symptôme qui ne diffère que par l'aspect de celui numéroté 18.

23 Pustules végétatives, chez une femme de vingt ans, traitées par M. Cullerier neveu.

24 Pustules muqueuses aux grandes lèvres et au
   pourtour de l'anus, chez un sujet de 27 ans.
25 Pustules et végétations à la marge de l'anus.
26 Pustules à la marge de l'anus.
27 Pied nécrosé et gonflement des os du mé-
   tatarse, avec un ulcère fistuleux et difformité des orteils.
28 Pustules muqueuses des parties génitales
   externes de l'homme. Symptôme traité
   par M. le docteur Devergie aîné.
29 Pustules ulcérées, recouvertes de croûtes,
   occupant toute la face. Symptôme traité
   par M. le docteur Devergie aîné.
30 Pustules ulcérées et croûteuses de la face et
   du corps. Symptôme traité par M. Cullerier oncle.
31 Pustules serpigineuses, c'est-à-dire, rampantes et croûteuses de la face.
32 Pustules muqueuses aux parties génitales d'un
   enfant de trois ans, traitées par M. Bard.
33 Pustules ulcérées rampantes sur le dos. Symptôme traité par M. Cullerier oncle.
34 Pustules siégeant au nombril, chez une
   femme. Symptôme traité par M. Cullerier
   neveu.

35 Pustules muqueuses des mamelles chez une nourrice. Symptôme traité par M. Bard.

36 Pustules milliaires, ou de petite espèce.

37 Pustules confluentes de la face et du corps, chez un nouveau-né, mort à l'hospice des Vénériens ; service de M. Bard.

38 Pustules lenticulaires, c'est-à-dire, en forme de lentilles.

39 Même espèce de pustules co-existant avec des végétations à l'anus et des ulcérations à son pourtour. Symptôme traité par M. Cullerier neveu.

40 Ulcères serpigineux ou rampans du cuir chevelu, réputés vénériens, chez une femme morte en couche.

41 Dartres réputées syphilitiques de la face. Symptôme traité par M. Cullerier neveu.

42 Même maladie, avec tuméfaction des lèvres, chez un homme. Symptôme traité par le même médecin.

43 Dartres de même nature et pustuleuses occupant le coude, traitées au Val-de-Grace par MM. les docteurs Duvivier et Devergie.

44 Tête du nommé Guyard, recouverte de pustules ulcérées et croûteuses en forme de

cornes. Le corps était aussi envahi par
de semblables sécrétions concrétées et
corniformes. Traité au Val-de-Grace par
MM. les docteurs Rivivier et Devergie.

45 Pustules croûteuses corniformes sur l'épaule
d'une jeune fille de dix-neuf ans, traitées
en 1823 par M. Cullerier neveu.

46 Epaule de Guyard, recouverte de pustules
croûteuses, puis cicatrisée.

47 Accidens développés chez une jeune fille de
six ans, suite de viol. Année 1824. —
Ils ont été traités par M. Bard.

48 Pustules croûteuses de la face avec ulcérations. Année 1820. — Symptôme traité
M. Cullerier oncle.

49 Pustules croûteuses du dos chez un jeune
militaire dont tout le système dermoïde,
c'est-à-dire la peau, en était affecté.
Symptôme traité au Val-de-Grace en
1826, par M. Desruelles.

50 Pustules des parties génitales et du ventre,
chez une femme de 60 ans, traitées en
1825, à l'hospice des Vénériens, par
M. Cullerier neveu.

51 Pustules muqueuses aux parties sexuelles

d'une petite fille de 5 à 6 ans. Année 1823. Symptôme traité à l'hospice des Vénériens, service des enfans, par M. Bard.

52 Mêmes pustules aux parties sexuelles avec ulcération à la cuisse droite d'une jeune fille de 6 ans. Année 1824. Même service.

53 Pustules ulcérées sur le scrotum, les bourses, la partie interne des cuisses et des fesses d'un enfant de 3 ans. Même année et même service.

Série de végétations.

54 Végétations sous le gland, connues sous le nom de poireaux. Symptôme traité par M. le docteur Devergie aîné.

55 Végétations, choux-fleurs, existant avec un catharre urétral. Symptôme traité par M. Cullerier oncle.

56 Végétations, choux-fleurs, sortant à travers le prépuce. Symptôme traité en 1822 par M. Devergie aîné.

57 Même maladie formant un bourrelet considérable, traitée par M. Devergie aîné, en 1824.

58 Choux-fleurs en grappe sur le prépuce et

sur le gland. Année 1816. Symptôme traité par M. Cullerier neveu.

59 Choux-fleurs du gland et de son pourtour. Année 1822. Traités par M. Devergie aîné.

60 Végétations squirreuses du prépuce et du gland ayant nécessité l'amputation de la verge. Année 1827. Hospice des Vénériens, opération faite par M. Bard.

61 Végétations, choux-fleur unique. Année 1815. Symptôme traité par M. Cullerier neveu.

62 Végétations au pourtour du clitoris. Année 1823. Symptôme traité par M. Cullerier oncle.

63 Végétations sur les petites lèvres. Année 1824. Symptôme traité par M. Cullerier neveu.

64 Végétations framboisées sur les grandes lèvres et à leur pourtour. Année 1824. Symptôme traité par M. Cullerier neveu.

65 Végétations volumineuses des grandes lèvres enlevées par excision. Année 1826. Symptôme traité par M. Cullerier neveu.

66 Végétations nombreuses des grandes lèvres

et à leur pourtour. Année 1825. Symptôme traité par **M.** Cullerier neveu.

67 Végétations énormes des grandes lèvres. Année 1824. Symptôme traité par **M.** Cullerier neveu.

68 Végétations au pourtour de l'anus, traitées par **M.** Cullerier neveu.

69 Végétations à la marge de l'anus, traitées par **M.** Cullerier neveu.

70 Végétations à la vulve d'un enfant de 18 mois. Hospice des Vénériens. Service des nourrices et des enfans malades, fait par **M.** Bard.

Série d'ulcérations ou chancres chez l'homme.

71 Ulcérations superficielles de la peau de la verge, traitées sans mercure au Val-de-Grace, en 1826, par **M.** Desruelles.

72 Petits chancres du prépuce, traités sans mercure, en 1825, par **M.** le docteur Devergie aîné.

72 *bis.* Chancres du prépuce et du gland, traités de la même manière, en 1825, par le même médecin.

73 Chancres rongeans du gland et du prépuce,

traités par la même méthode, au Val-de-
Grace, en 1826, par M. Desruelles.

74 Chancres rongeans du frein et du gland,
guéris par le même traitement, en 1815,
par M. Devergie aîné.

75 Issue du gland à travers le prépuce ulcéré.
Traitement sans mercure, au Val-de-
Grace. Année 1826. M. Desruelles.

76 Destruction du prépuce donnant issue au
gland, phymosis et chancres. Traitement
sans mercure. 1824. M. le docteur Devergie aîné.

77 Ulcération du gland et du prépuce simulant
deux glands, survenue à la suite d'un
phymosis incisé. Symptôme traité en
1824, au Val-de-Grace, par MM. Duvivier et Devergie.

78 Ulcères rongeans ayant détruit le gland.
Année 1824. Symptôme traité par M.
Cullerier oncle.

79 Autres ulcères rongeans ayant aussi détruit
le gland. Année 1825. Symptôme traité
par M. le docteur Devergie aîné.

80 Résultat d'une gangrène de l'extrémité de
la verge survenue rapidement à la suite

d'un chancre. Année 1826. Accident traité par M. Cullerier oncle.

81 Prépuce squirreux ulcéré, suite d'un para-phymosis ayant ainsi dégénéré par la négligence du malade. Symptôme traité en 1822 par M. Cullerier oncle.

82 Squirre du prépuce et du gland, suite de chancres mal soignés et entretenus par une titillation continuelle, pendant huit années consécutives. Symptôme observé au Val-de-Grace, en 1824, par M. Devergie aîné.

82 *bis*. Même maladie vue après une incision faite au prépuce pour mettre à nu le gland profondément ulcéré. Observation faite au Val-de-Grace, en 1825, par le même médecin.

83 Cancer de la verge sur le même sujet pris avant l'amputation de la verge, au Val-de-Grace, en 1826. Encore le même médecin.

84 Ulcérations cancéreuses du gland et du pré-puce ayant nécessité l'amputation de la verge. Année 1826. Encore le même médecin.

Série de chancres et d'ulcérations survenus aux parties génitales de la femme, tirée particulièrement du service de **M.** Cullerier neveu, hospice des Vénériens. Elle se compose des dix pièces suivantes.

85 Tuméfaction d'une grande lèvre. Année 1824.

85 *bis*. Tumeur crystalline développée dans une petite lèvre.

86 Chancres d'une grande lèvre. Année 1825.

87 Chancres des grandes et petites lèvres.

88 Chancres d'une petite lèvre.

89 Engorgement volumineux d'une grande lèvre avec ulcération superficielle.

90 Tuméfaction inflammatoire d'une grande lèvre avec ulcération.

91 Grandes lèvres envahies par des ulcérations nombreuses.

92 Ulcères profonds et rongeans ayant détruit l'intérieur d'une grande lèvre.

93 Destruction d'une grande partie de la vulve par des chancres.

Série de symptômes consécutifs de la maladie syphilitique.

94 Ulcères rongeans aux ailes du nez. Traitement et guérison obtenue sans mercure en 1826, au Val-de-Grace, par M. Desruelles.

95 Cicatrice des ulcères précédens n'offrant aucune différence avec les autres cicatrices.

96 Ulcérations scrofuleuses réputées vénériennes, traitées par M. le docteur Canquoin, en 1823.

97 Tuméfaction considérable et ulcération de la lèvre supérieure, suite d'une infection contractée par la bouche. Traitement non mercuriel, en 1825, par M. le docteur Devergie aîné.

98 Ulcères rongeans de la lèvre supérieure et à l'aile du nez, traités, en 1826, par M. Cullerier neveu.

99 Ulcères à la commissure gauche de la bouche, de la joue et de l'aile du nez, compliqués de bléfarite, c'est-à-dire d'une inflammation des paupières. Traitement

non mercuriel, en 1824, par M. le docteur Devergie aîné.

100 Ulcères rongeans à l'aile du nez et à la bouche, avec d'autres ulcères sur le nez, réputés cancéreux et pour lesquels on avait proposé l'ablation des parties malades. Traitement et guérison par les sudorifiques, en 1821, par M. le docteur Devergie aîné.

101 Ulcères de la joue droite. Année 1824. Service de M. Cullerier neveu.

102 Ulcérations de la langue, hyperthrophie de cet organe avec altération (carie) des os nasaux, maxillaires supérieurs, etc. Après divers traitemens sans succès, le sujet a succombé en 1826.

103 Ulcère au centre de la langue réputé vénérien, survenu à la suite d'une brûlure de cet organe par l'acide nitrique. Accident traité, en 1819, par M. le docteur Devergie aîné.

104 Ulcères serpigineux ou rampans sur le bras et sur la jambe d'un officier. Année 1825; Val-de-Grace, service de M. le docteur Duvivier.

114 Ulcérations syphilitiques du mamelon s'é-
tendant sur une partie du sein chez une
nourrice, traitées, en 1823, par M. Devergie aîné.

115 Carie de l'os frontal, suite de l'emploi d'un
traitement mercuriel. Année 1827; Val-
de-Grace, service de M. Gama.

116 Nègre atteint d'une carie frontale, des os
de la pommette avec exostose de l'os
maxillaire du côté droit, compliqué d'ulcérations des parties molles. Observation
faite par M. Dupont aîné, en Afrique.

117 Destruction du voile du palais, de la
luette et des amygdales sur une jeune
fille de quinze ans qui a affirmé n'avoir
eu aucune relation avec les hommes,
et dont les parens n'avaient jamais été
atteints de maladie vénérienne. Années
1826 - 1827 ; hospice des Vénériens,
service des enfans confié à M. le docteur
Bard.

118 Voûte palatine détruite et ulcération au
grand angle de l'œil.

119 Destruction de la voûte palatine et de l'intérieur des fosses nasales.

120 Carie et nécrose des os frontal, nasaux et maxillaires supérieurs, suite d'une affection syphilitique chronique. La pièce représente le moment de l'ouverture de la tête après la mort. Année 1826. Val-de-Grace, service de M. Gama.

121 Ulcères rongeurs détruisant les fosses nasales, les ailes du nez, la lèvre supérieure chez une femme de vingt-six ans. Traitement fait par M. Cullerier oncle.

122 Tête d'un officier atteint de carie à la voûte palatine, et d'ulcérations au voile du palais, aux amygdales et à l'ouverture de la bouche. Année 1824. Val-de-Grace, service de M. Duvivier.

123 Ulcère rongeant ayant détruit la presque totalité de la face et déformé toutes les ouvertures sur un enfant de quinze ans qui n'avait jamais été atteint de syphilis. Il a été traité à l'hospice des Vénériens, en 1827.

124 Chute totale du nez, de ses dépendances; ulcération de la peau du front, des joues et des parties environnantes.

125 Même tête cicatrisée. Traitement fait par M. Cullerier neveu, en 1824.

126 Ulcérations de la face réputées syphilitiques, avec carie et difformité horrible. Traitement non mercuriel, en 1824, à l'hospice des Vénériens, par M. Cullerier neveu.

127 Ulcérations de la région anale, de la fesse, compliquées de carie au sacrum, et suivies de mort. Année 1824; Val-de-Grace, service de MM. les docteurs Duvivier et Devergie.

128 Onglade réputée syphilitique, 1817. Traitement antiphlogistique administré par M. le docteur Devergie aîné.

129 Onglade au doigt et au gros orteil, réputée syphilitique, observée par M. le docteur Bard.

Série de bubons, appelés vulgairement poulains.

130 Bubons inguinaux à l'état inflammatoire, Symptôme traité en 1825, par M. Cullerier neveu.

131 Bubons inguinaux dont un est arrivé au plus

haut degré de développement et est près de s'abcéder. Traitement fait par M. Devergie aîné.

132 Bubons inguinaux s'abcédant spontanément par plusieurs points d'ulcération, et n'ayant encore reçu aucun soin.

133 Bubons récens : l'un en suppuration a été incisé. Traitement fait par M. Devergie aîné.

134 Bubons ulcérés sous l'influence d'un traitement mal administré.

135 Bubon inguinal ulcéré profondément sous l'influence d'une gastro-entérite, ou inflammation de l'estomac et des intestins, ici très aiguë, déterminée par une alimentation trop copieuse et par un traitement mercuriel poussé loin. Guérison obtenue, en 1824, au Val-de-Grace, par MM. Devergie aîné et Duvivier.

136 Bubon fémoral et inguinal ; traité par M. Cullerier neveu.

137 Développement inflammatoire de tous les ganglions lymphatiques au pourtour des parties génitales chez un homme adulte, avec ulcération d'un de ces ganglions ;

accidens développés pendant un long traitement mercuriel sur un sujet lymphatique. Guérison obtenue, en 1823, par MM. Duvivier et Devergie aîné.

138 Epaule et avant-bras d'une femme, offrant des pustules serpigineuses développées sous l'influence d'un bubon inguinal; elles se sont étendues sur toute la surface du corps.

139 Bubon ulcéré profondément à la suite d'un long traitement mercuriel. Guérison obtenue par le régime antiphlogistique. Val-de-Grace, 1826. Service de M. Desruelles.

139 *bis*. Cicatrice du bubon ci-dessus mentionné.

140 Bubon inguinal gangrené co-existant avec une gastro-entérite aiguë développé chez un jeune militaire nostalgique sous l'influence d'un traitement mercuriel et du chagrin. 1825. Val-de-Grace. Service de M. Duvivier.

141 Même bubon étendant ses ravages sur le ventre et sur la région crurale.

142 Même bubon détergé en voie de guérison offrant les muscles disséqués et la destruction des glandes inguinales. Cette

pièce a été faite quelques jours avant la mort du sujet.

143 Ulcération du pli de l'aine, suite d'un bubon passé à l'état chronique. Hospice des Vénériens, guérison obtenue en 1825, par M. Cullerier neveu.

144 Ulcération de la peau de l'abdomen, des aines et des cuisses, développée sous l'influence d'un traitement mercuriel à la suite d'un bubon inguinal. Guérison difficilement obtenue. Val-de-Grace. 1824. MM. les docteurs Duvivier et Devergie.

145 Salivation abondante survenue au début d'un traitement mercuriel. Hospice des Vénériens. 1822. M. Cullerier oncle.

146 Même accident au début d'un traitement compliqué de tuméfaction considérable de la langue dont une partie est chassée hors de la bouche. Année 1808. Pratique militaire. de M. Devergie aîné.

147 Ulcérations profondes sur les bords de la langue, traitées par M. Cullerier oncle.

148 Ulcérations de la langue et de la membrane muqueuse de la bouche.

149 Gangrène du scrotum chez un jeune soldat.

d'où est résultée la dénudation des testicules. Guérison obtenue en 1825 par
le docteur Devergie aîné.

150 Gangrène et chute du scrotum, avec destruction de la peau d'une partie de la
verge pendant un traitement mercuriel
administré pour un bubon. Une inflammation très violente du tube digestif pré-
cède et accompagne ces accidens consécutifs, et il survient une affection cérébrale
qui fait succomber le malade. Symptôme
observé au Val-de-Grace en 1824, par
MM. les docteurs Duvivier et Devergie.

151 Ulcères rongeurs du nez ayant détruit la
presque totalité de cet organe sur une
femme de 26 ans. Année 1823. Hospice
des Vénériens, service de M. le docteur
Cullerier neveu.

152 Inflammation chronique des paupières et de
divers points de la face.

153 Ulcérations croûteuses des ouvertures nasales, suite d'un coriza violent, autrement dit rhume de cerveau, traité comme
étant de nature vénérienne.

154 Végétations nombreuses des grandes lèvres,

lobulées , et ne formant à la vue qu'une seule masse. Symptôme observé en 1825, par **M. Cullerier** neveu.

154 *bis*. Végétations ulcérées à la grande lèvre gauche.

155 Pustules végétatives à la vulve, chez une femme de vingt ans. Observées en 1823 par **M. Cullerier** neveu.

156 Chancres de la petite lèvre gauche, chez une femme de trente-six ans. Année 1824, traitement fait par **M. Cullerier** neveu. Cette femme a succombé à l'hospice des Vénériens. C'était la trente-troisième fois qu'elle était atteinte de syphilis.

157 Pustules aux grandes lèvres.

158 Fistule urinaire , suite d'une urétrite et de l'usage inconsidéré de la sonde.

159 Petites ulcérations du mamelon et du sein chez une nourrice.

160 Petit ulcère de la commissure gauche des lèvres chez un vétéran : exaspéré par un traitement mercuriel, il devint cancéreux; suivit bientôt la carie de la mâchoire inférieure , puis la mort du sujet, après des désordres effroyables. Années 1824 et 1825. Val-de-Grace. Voy. n° 180.

173 Dartres de la face de nature douteuse, sur-
venues après des accidens vénériens pri-
mitifs qui avaient été vivement combattus
par le mercure.

174 Ulcère gangréné à la hanche. Traité par
M. Devergie aîné.

175 Nécrose du bras avec ulcération et endur-
cissement de tous les tissus.

176 Opération du sarcocèle, faite par M. Devergie aîné.

Maladies cancéreuses.

177 Enorme cancer au sein chez une femme de
plus de cinquante ans. Il a été guéri par
l'emploi de la potasse caustique, nouveau
procédé de l'invention de M. le docteur
Récamier.

178 Un cancer qui reparaît pour la deuxième
fois au sein d'une femme de trente-trois
ans. M. le docteur Récamier se propose
de le détruire par son nouveau procédé
qui consiste dans l'emploi de la potasse
caustique.

179 Cancer au front chez une femme ; les sinus

frontaux sont détruits en partie. Accident bien rare.

180 Cancer à la face chez un vétéran. Il a détruit la mâchoire inférieure presque en entier et a pénétré, du côté gauche, dans le sinus sous-maxillaire.

Ce cancer avait commencé trois mois auparavant par un bouton à la commissure gauche des lèvres, comme on peut le voir sous le n° 160.

181 Cancer au nez formant une saillie considérable ; il a été coupé par M. Béclard, et la malade est parfaitement guérie. C'est la dernière opération de cet illustre professeur, qui mourut douze jours après l'avoir faite.

182 Enorme cancer rongeur, qui a atrophié l'œil droit et détruit la partie gauche de la face.

183 Cancer de l'estomac, chez un militaire, occasionné par l'intempérance.

184 Squirre énorme de l'abdomen.

185 Foie squirreux trouvé chez un militaire.

186 Polype utérin existant depuis cinq ans chez une femme.

187 Tumeur squirreuse à la partie supérieure de

l'utérus, observée sur une femme rachi-
tique à l'âge de cinquante-neuf ans.

Pièces représentant diverses affections morbides.

188 Gastrite, ou inflammation de l'estomac, déterminée par des excès d'intempérance.

189 Péricardite, avec des granulations au cœur.

190 Cas de jaunisse.

191 Hémorrhoïdes très développées.

192 Pièce représentant un rein d'un volume
énorme rempli de cavités ou kystes, et l'u-
rètre extraordinairement dilaté par le pas-
sage des calculs dans la vessie.

193 Chute du rectum.

194 Accident grave connu sous le nom de ren-
versement de l'utérus.

195 Métrite, ou inflammation de l'utérus.

196 Cataracte.

197 Staphilôme.

198 Même affection.

199 Entropion.

200 Le rectum de Talma. Cet intestin offrait un
rétrécissement extraordinaire à six pouces
de sa terminaison ; il était complètement

oblitéré ; au-dessus il était dilaté au point de former un vaste sac.

201 Le cœur de Talma. La pointe était devenue le siége d'un anévrisme.

Ces deux lésions organiques, déjà si remarquables par elles-mêmes, tirent encore un nouveau degré d'intérêt du sujet sur lequel elles ont été observées. Il n'est personne qui n'ait compati à la longue et douloureuse agonie du Roscius français ; il n'est personne non plus qui ne soit curieux d'en voir la cause.

Nous croyons satisfaire tout-à-fait ce sentiment, en consignant ici l'observation de M. le docteur Biett, médecin du célèbre tragédien.

Le cadavre était dans un état d'émaciation fort avancé la peau de l'abdomen était violàtre, les membres inférieurs étaient œdémateux, le ventre était balonné, résistant et élastique ; il s'échappa des gaz à l'ouverture de l'abdomen ; des plaques rouges étaient disséminées sur le péritoine ; on distinguait deux bandes rouges sur les côtés et sur la convexité des intestins ; le colon adhérait au

bord libre du foie et à la vésicule du fiel.
Trois à quatre onces d'une matière noirâtre
étaient épanchées dans la cavité abdominale;
le rectum dilaté formait un vaste sac à six
pouces de sa terminaison. Cette dilatation
était limitée inférieurement par un rétrécissement circulaire d'un pouce et demi d'é-
tendue. Dans le lieu de ce rétrécissement,
l'intestin ne dépassait guère le volume d'une
plume à écrire : il présentait des rides lon-
gitudinales, comme s'il eût été étranglé et
resserré par une pression circulaire extérieure. Au-dessous de ce rétrécissement jusqu'à l'anus, le rectum avait un pouce et
demi à deux pouces de diamètre; mais,
au-dessus, ce diamètre s'étendait jusqu'à
six pouces, et allait en diminuant, quoi-
qu'il restât assez considérable dans tout
le trajet du tube digestif en remontant jusqu'à l'estomac. Les intestins grêles avaient
trois à quatre pouces de diamètre. Une per-
foration d'un pouce de diamètre, à bords
gonflés et indurés, existait au-dessus de
l'oblitération et adhérait assez faiblement à
une semblable ulcération qui se trouvait

dans la partie du rectum inférieure à l'oblitération; une matière noire, semblable à
celle qui se trouvait épanchée dans le ventre,
se remarquait dans l'intervalle de ces perfo-
rations, entre les adhérences rompues des
deux ulcères. A l'incision de l'intestin, on
trouva ces ulcérations entourées d'une au-
réole brunâtre de deux pouces de diamètre,
se fondant dans la couleur rouge de la tunique villeuse intestinale. L'oblitération de
l'intestin au lieu rétréci était complète; l'intestin était converti dans ce point en une
substance cellulo-fibreuse; la membrane interne du rectum était d'un rouge violet
foncé; l'intérieur du colon de l'estomac présentait des nombreuses taches rouges; le
duodénum offrait un aspect granuleux à son
intérieur; la rate était peu volumineuse.

Les poumons étaient sains; le cœur, peu
volumineux, présentait à sa pointe un anévrisme qui offrait la disposition suivante.
le feuillet cardiaque du péricarde adhérait
au feuillet séreux correspondant de la
poche péricardiaque : la tumeur anévrismatique semblait développée aux dépens du

ventricule ; elle avait le volume d'un petit œuf, des caillots fibrineux en partie décolorés la remplissaient ; le feuillet péricardiaque épaissi et adhérent, formait seul la paroi extérieure de cette tumeur anévrismatique, qui existait ainsi dans l'épaisseur des parois du ventricule gauche.

En recherchant la cause de cette tumeur anévrismatique, on apprit de la famille que, lors de la première représentation de Hamlet, Talma, après avoir fait de violens efforts de déclamation, avait ressenti dans la poitrine une chaleur vive avec des battemens tumultueux du cœur. Ces accidens durèrent deux ou trois jours, et se dissipèrent ; mais Talma resta sujet à des palpitations qui se reproduisaient lorsqu'il faisait des efforts violens, mais qui ne paraissaient pas autrement l'incommoder.

202 Préparation représentant le bubon de la peste à la glande parotide : symptôme observé par M. Dupont aîné, à Tripoli de Barbarie. Le jeune mulâtre africain qui était ainsi atteint gravement du germe de la peste fut, à son arrivée à Tripoli,

pendu aux portes de la ville, par ordre du pacha, de peur qu'en communiquant avec le peuple, il ne propageât sa funeste maladie. Il est représenté ici après la strangulation.

203 Ulcère sur la tête d'un nègre, occasionné par la cautérisation au moyen d'un fer rouge; remède aussi violent que singulier auquel les Mores ont recours pour le moindre mal de tête. Symptôme observé en Afrique par M. Dupont aîné.

204 Effets de la masturbation chez un jeune homme.

205 Effets de la masturbation chez une jeune femme.

Tels sont les résultats de ce funeste penchant, que les deux jeunes gens ici représentés n'ont pu survivre que de peu de jours à leur état de marasme, malgré les soins des médecins les plus habiles.

206 Eléphantiasis au genou d'un militaire atteint de la syphilis et devenu fou.

207 Douze pièces représentant les progrès du vaccin, depuis le premier jour jusqu'au neuvième; les trois derniers numéros offrent la décroissance.

Pièces représentant quelques cas rares de
vices de conformation.

208 Cas d'un vice de conformation chez un fœtus. Par suite d'une hernie du diaphragme, les intestins grèles ont pénétré dans la cavité du thorax.

Cet enfant a vécu quatorze jours.

209 Autre vice de conformation remarqué chez un fœtus. Il y a eu une espèce d'éventration des viscères abdominaux qui se sont logés dans le cordon ombilical considérablement dilaté.

Ce cas a été décrit et classé par M. Geoffroy Saint-Hilaire, sous le nom de Spalazôme-Dupont.

210 Troisième cas de monstruosité dans un fœtus qui présente à la partie inférieure et postérieure de son tronc une énorme tumeur qu'on a reconnue être un sac renfermant les débris d'un autre fœtus.

211 Les débris du fœtus dont il vient d'être parlé sous le numéro précédent. Ces deux phénomènes ont été communiqués à M. Dupont par M. le docteur Olivier.

212 Vice de conformation connu sous le nom d'hermaphrodisme chez un homme de trente ans. Le pénis est peu développé et retenu en bride ; le scrotum, dont l'intérieur est vide de testicules, présente une disposition qui simule la forme d'une vulve. C'est dans les canaux inguinaux que les testicules ont été trouvés engagés.

213 Autre cas d'hermaphrodisme chez une petite fille où le clitoris est très développé.

214 Solution de continuité de la lèvre supérieure, ainsi que de l'os du palais à la partie gauche. Vice de conformation connu sous le nom de *bec-de-lièvre*.

PIÈCES QUI ONT RAPPORT A L'HISTOIRE DE LA GROSSESSE ET DE L'EMBRIOLOGIE.

Remarques préliminaires.

Avant d'en venir à la désignation des pièces, il paraît à propos de faire ici quelques observations sommaires sur cette partie intéressante de l'économie animale, afin d'en faciliter l'intelligence aux personnes qui sont étrangères aux études anatomiques.

L'appareil des organes dont il est ici question, se compose de l'utérus, des ovaires, des trompes de Falloppe et du péritoine, membrane mince qui revêt ces différentes parties, en les unissant les unes aux autres par des plis auxquels on a donné le nom de ligamens.

L'utérus est un corps creux à parois épaisses, situé derrière la vessie, ayant une ouverture pratiquée horizontalement, à bords saillans et arrondis, appelée le museau de tanche ou le col de l'utérus, et qui établit une communication avec le vagin.

Les ovaires sont deux petits corps ovulaires, placés de chaque côté de l'utérus et unis à cet organe par de larges ligamens. Ils renferment dans leur substance les ovules ou germes susceptibles d'être fécondés, et sont considérés à juste raison comme remplissant des fonctions analogues à celles des testicules chez l'homme.

Les trompes de Falloppe sont deux cordons percés d'un canal très fin, communiquant avec l'utérus par l'une de leurs extrémités, tandis que l'autre est élargie dans une es-

pèce de pavillon frangé, flottante et libre.
C'est par ce pavillon qu'est saisi l'œuf fé-
condé, lorsqu'il se détache de l'ovaire pour
être conduit dans l'intérieur de l'utérus. Arrivé là, il se greffe sur les parois de cet organe
par le moyen du placenta et en pompe le
sang qui est nécessaire à l'accroissement du
jeune fœtus.

Il faut remarquer ici que, durant les trois
premiers mois, le petit être que la femme
porte dans son sein reçoit le nom d'embryon. On entend par œuf humain, l'embryon ou fœtus, suspendu dans la liqueur
de l'amnios, et revêtu de ses enveloppes.
En effet il présente dans cet état la plus
grande analogie avec l'œuf des oiseaux.

Le museau de tanche ne présente point
de changement notable dans les deux premiers mois de la gestation ; et même ce n'est
ordinairement qu'au sixième mois qu'il commence à s'élargir d'une manière sensible.

PREMIÈRE SÉRIE,

Montrant les changemens que présente le museau de tanche dans les différens périodes de la grossesse chez la femme qni n'a point encore eu d'enfant.

2 15 Museau de tanche dans l'état de non gestation.

2 16 Museau de tanche au troisième mois de grossesse.

2 17 Le museau de tanche au quatrième mois de grossesse.

2 18	*Idem.*	au cinquième mois.
2 19	*Idem.*	au sixième mois.
2 20	*Idem.*	au septième mois.
2 2 1	*Idem.*	au huitième mois.
2 2 2	*Idem.*	au neuvième mois.

DEUXIÈME SÉRIE,

Montrant le museau de tanche dans l'état de gestation chez la femme qui a déjà eu des enfans. Ce fait se reconnaît par une et quelquefois deux échancrures existant sur les bords du col de l'utérus.

2 2 3 Le museau de tanche dans l'état de non ges-

tation: l'on peut y apercevoir l'échan-
crure dont il vient d'être parlé.

224 Le museau de tanche au sixième mois.

225   *Idem.*   au huitième mois.

226   *Idem.*   au neuvième mois.

TROISIÈME SÉRIE.

Elle présente le col de l'utérus, ou le museau de tanche, dans les différens temps du travail de l'enfantement.

227 Le col de l'utérus dans le premier temps du travail où il est un peu dilaté par la poche des eaux.

228 Le col de l'utérus vu au second temps du travail, après la rupture de la poche des eaux.

229 Le col de l'utérus fortement dilaté par la tête de l'enfant.

230 Le temps où la tête de l'enfant commence à être engagée dans le col de l'utérus.

231 La tête de l'enfant entièrement engagée dans le col de l'utérus.

232 Moment où la tête de l'enfant sort de la vulve.

4

233 Le col de l'utérus vu après l'accouchement.

234 Les parties de la femme vues après l'accouchement.

QUATRIÈME SÉRIE.

Cette série fait voir, 1° l'accroissement progressif du fœtus de mois en mois pendant son séjour dans l'utérus ; 2° les changemens analogues qui s'opèrent dans le volume de l'utérus pendant tout le temps de la gestation ; 3° quatre grandes autopsies de grandeur naturelle représentant l'utérus en place et dans ses rapports avec les viscères abdominaux.

235 Vue de l'appareil de l'utérus et de ses appendices à l'état de non gestation.

236 L'utérus et ses appendices représentés à l'époque d'un mois de grossesse.

237 L'œuf humain également d'un mois, vu entier avec ses enveloppes.

238 La même pièce avec les enveloppes ; elle est ouverte pour laisser voir l'embryon (d'un mois) attaché à son placenta.

239 La même pièce vue du côté que le placenta adhère à l'utérus.

240 Le développement de l'utérus à l'époque de six semaines de grossesse.

241 L'œuf correspondant à cet état de l'utérus,
ouvert pour faire voir l'embryon de six
semaines attaché au placenta par son cordon ombilical.

L'accroissement de volume du placenta
n'est pas toujours uniforme et n'offre pas un
signe certain de la force du petit être qu'il
contient. Par exemple, à six semaines, le
placenta est plus petit, et cependant l'œuf
est déjà fœtus ; quelquefois aussi il est plus
grand, et l'œuf n'est encore qu'embryon.

242 L'œuf de six semaines renfermant deux em-
bryons, chacun dans une cloison dis-
tincte, et ayant son cordon et son placenta.

243 Le développement que présente l'utérus à
l'époque de deux mois de grossesse.

244 L'œuf correspondant à cet état de l'utérus
avec son embryon de deux mois.

245 Une grossesse de l'ovaire gauche de deux
mois. L'ovaire a été ouvert pour laisser
voir l'embryon qui s'est développé dans
son intérieur.

246 L'utérus dans son développement au troisième mois.

247 L'œuf correspondant de trois mois renfermant l'embryon.

248 L'utérus dans son développement au quatrième mois.

249 Le fœtus correspondant de quatre mois.

250 L'utérus dans son développement au cinquième mois.

251 Le fœtus correspondant de cinq mois. On
le voit dégagé de ses enveloppes et restant
attaché au placenta par son cordon ombilical.

252 L'utérus au sixième mois de grossesse.

253 Le fœtus correspondant au même terme.

254 L'utérus au septième mois de grossesse.

255 Le fœtus correspondant au même terme.

256 L'utérus au huitième mois de grossesse.

257 Le fœtus correspondant au même terme.

258 L'utérus dans le cours du neuvième mois de
grossesse.

259 Le fœtus correspondant au même terme.

260 L'utérus à la fin du neuvième et dernier mois
de grossesse.

261 Le fœtus correspondant et à terme.

262 L'utérus vu au moment où l'accouchement
vient d'avoir lieu.

Cette série de pièces a pour objet de faire voir les diverses positions qu'affecte l'utérus dans les différens degrés de son développement pendant la gestation, et ses rapports dans cet état avec les autres viscères du bassin et de l'abdomen.

263 Préparation de l'utérus au premier mois de grossesse avec les ovaires, les trompes et les ligamens, pour faire voir leurs rapports avec le pubis et les viscères du bassin. L'utérus et le vagin ont été fendus dans le sens de leur longueur ; l'œuf se voit collé à un des parois de l'utérus.

264 La même préparation représentant un utérus arrivé à un mois et demi de son développement avec l'embryon qu'il renferme. Remarquez comme l'utérus à cette époque se redresse, prend une position plus verticale et s'élève au-dessus du niveau du pubis.

265 Autopsie d'une femme grosse de six mois. Cette pièce, de grandeur naturelle et composée avec toute l'attention dont l'artiste

est susceptible, fait voir la position que l'utérus occupe, à cette époque, dans la **cavité** abdominale, ainsi que ses rapports avec les autres viscères. L'utérus a été fendu afin de laisser voir le fœtus dans la seconde position. Le sein gauche est dépouillé de sa peau, pour montrer la structure de la glande mammaire.

266 Autopsie d'une femme grosse de sept mois. La même préparation pour faire voir les rapports de l'utérus. Le fœtus est représenté dans la première position.

267 Autopsie d'une femme au huitième mois de grossesse. On voit l'utérus dans ses rapports avec le péritoine, ainsi qu'avec les autres viscères. La disposition générale du péritoine et la structure de cette membrane si mince et si transparente, sont rendues avec la plus grande vérité.

268 Autopsie d'une femme arrivée au neuvième mois de grossesse, représentant l'utérus dans son plus grand développement. A cette époque, il paraît occuper à lui seul presque toute la cavité abdominale.

269 Préparation qui montre les particularités de la circulation fœtale.

Le foie, dont une partie a été enlevée, étant divisé par une section faite sur le plan de la grande scissure et les intestins ayant été détachés du mésentère, on peut facilement voir les faits suivans : 1° l'entrée de la veine ombilicale dans la substance du foie par la grande scissure ; 2° son anastomose avec la veine-porte qui se distribue également à ce viscère ; 3° la continuation de la veine ombilicale sous le nom de duct veineux ; 4° enfin, sa terminaison dans la veine cave abdominale au niveau du diaphragme.

Dans la préparation du thorax, on voit le canal de communication entre l'artère pulmonaire et l'aorte, canal qui doit s'effacer après l'accouchement.

Autre préparation faite dans le même but que la précédente.

Le foie soulevé en arrière laisse voir le trajet de la veine ombilicale à sa face inférieure ; les intestins sont jetés de côté pour montrer les origines de la veine-porte.

ANATOMIE PROPREMENT DITE.

270 Un homme écorché, de grandeur naturelle.

271 Un homme écorché, petit modèle.

272 Un homme écorché, présentant les couches moyenne et profonde des muscles.

273 Squelette humain.

274 et 274 *bis*. Ostéogénie de deux fœtus, l'un de cinq mois et l'autre de sept.

275 Vue du nerf grand sympathique.

Cette pièce dont la coupe générale et les détails sont dignes de l'attention de l'anatomiste exercé, n'offre pas le grand-sympathique entier, mais seulement le corps de ce nerf étendu depuis le canal carotidien jusqu'au sacrum des deux côtés de la colonne vertébrale. Il est si généralement répandu qu'il eût été impossible d'en représenter l'ensemble dans une seule préparation. Ainsi, l'on a négligé les plexus qui vont se rendre aux viscères, et les branches qui se ramifient sur les artères.

Ce nerf existe constamment dans toutes les classes d'animaux, depuis le mollusque jusqu'à l'homme. Dans les plus parfaites, il a des rapports avec le système nerveux cérébral ; mais dans aucune il n'en tire son origine. A la tête, on aperçoit des ganglions très petits dont plusieurs ont été récemment découverts ; ils paraissent destinés à établir des rapports entre la vie animale et la vie organique, et distribuent leurs filets aux artères autour desquelles ils forment des plexus très serrés. Du nombre de ces plexus sont l'ophthalmique, le sphéno-palatin, le caverneux, le naso-palatin et le sous-maxillaire.

Dans la région du cou, le grand-sympathique est sujet à de fréquentes anomalies. On y remarque ordinairement trois ganglions de chaque côté ; le plus volumineux et le plus remarquable par son existence constante, est le cervical supérieur qui communique avec plusieurs nerfs cérébraux. Dans la poitrine, le nerf dont il s'agit forme le plexus cardiaque. Plus bas, sous la plèvre, onze ou douze autres ganglions sont rangés de chaque côté de la colonne vertébrale, quelquefois sur les points d'articulation des côtes, quelquefois aussi dans les espaces intercostaux.

Cette série de ganglions fournit un assez grand nombre de filets : du cinquième et du dernier partent les nerfs grand et petit splanchniques, dont la réunion forme le plexus semi-lunaire. Enfin, de ce plexus sort un filet qui, dans sa direction vers le sacrum, arrive à un petit ganglion, en constituant une arcade dont la convexité est tournée en bas, et de laquelle quelques autres filets se distribuent sur la face antérieure du coxis où ils se perdent.

On ne peut donner ici une idée plus étendue du grand - sympathique , nerf destiné aux fonctions des organes qui ne sont pas sous l'empire de la volonté, tels que le cœur et les intestins dans leurs mouvemens. Certes , il reste beaucoup à faire pour se rendre compte de son influence sur les phénomènes vitaux. Ce ne serait peut-être pas trop hasarder que de dire que tout ce qui a été écrit sur ce sujet n'est qu'hypothèse; et que même il règnera toujours un mystère sur la destination de ce nerf, d'ailleurs si remarquable, comme il en existe un impénétrable sur le phénomène de la génération, auquel nous ne sommes pas éloignés de supposer qu'il participe.

276 Préparation représentant le siége d'un fluide, découvert par M. Magendie, dans le canal rachidien, et d'une communication entre les ventricules cérébraux et la cavité sous-arachnoïdienne du rachis.

L'existence constante d'un fluide dans la cavité sous-arachnoïdienne cérébro-spinale, c'est-à-dire, entre l'arachnoïde et la pie-mère du cerveau et de la moelle épinière de l'homme et des animaux vertébrés, a été constatée pour la première fois par M. Magendie. C'est sous ses yeux qu'a été modelée la pièce que le lecteur a présentement devant lui, et lorsque ce célèbre physiologiste a fait part de sa découverte à l'Institut, il a cru ne pouvoir mieux la rendre sensible qu'en présentant cette pièce à l'appui de ses savantes observations, comme étant une copie exacte de la nature. Voici l'analyse de son mémoire qui a paru dans le journal de Médecine.

La quantité de ce fluide chez l'homme est plus considérable que chez les animaux ; elle n'est pas moindre que deux onces, et elle n'excède pas cinq. Dans les oiseaux ce liquide n'existe pas en quantité notable dans le rachis ; il paraît borné aux ventricules cérébraux.

Comme l'humeur aqueuse de l'œil, le fluide céphalo-rachidien est en partie résorbé après la mort : aussi le trouve-t-on en quantité d'autant moins considérable, qu'il s'est écoulé un temps plus long depuis la cessation de la vie : sa couleur est un peu jaune ; il est parfaitement limpide, et il sè putréfie très rapidement. M. Lassaigne a reconnu dans le fluide céphalo-rachidien du cheval la présence d'une quantité notable d'osmazome.

M. Magendie s'est particulièrement proposé de rechercher quels sont les usages de ce fluide, et quelle action il exerce sur la moelle épinière et sur le cerveau.

Le fluide céphalo-rachidien se trouve immédiatement en contact avec la pie-mère, et extérieurement avec la face interne de l'arachnoïde. Il sépare donc le cerveau de membranes et de la boîte osseuse, et la moelle épinière de ses membranes et du canal rachidien. Chez les vieillards, l'organe

encéphalique diminue manifestement de volume, et ses circonvolutions sont plus écar-
tées ; le fluide céphalo-spinal remplit alors
tout le vide qui sépare la surface de l'organe
de ses enveloppes.

On sait que le cordon rachidien se ter-
mine à la deuxième vertèbre lombaire, mais
que l'arachnoïde s'étend jusqu'à la fin du canal vertébral ; le sac qu'elle forme est rempli et distendu par le fluide céphalo-spinal,
dans lequel plongent les nerfs de la queue
du cheval.

Lorsque l'on soustrait par une ponction le
liquide céphalo-spinal d'un animal vivant,
il se reproduit en vingt-quatre heures.

M. Magendie s'est assuré que c'était la
pie-mère qui sécrétait ce liquide et qui le
renouvelait quand on l'avait soustrait. On
peut voir s'opérer directement l'exhalation
de ce fluide par la pie-mère, surtout si l'on
a augmenté toutes les exhalations, en introduisant une certaine quantité d'eau dans le
sang.

Le premier effet de la soustraction du
fluide céphalo-rachidien sur un animal, est

de le faire tomber dans une sorte d'immo-
bilité, d'hébétude, qui disparaît aussitôt que
le fluide est renouvelé ; il ne reste après cela
aucune altération remarquable dans les fonctions du cerveau et de la moelle de l'épine.
M. Magendie a cependant vu deux chiens sur
lesquels il expérimentait dans son cours de
physiologie, tomber, par la soustraction du
fluide céphalo-rachidien, dans une sorte de
fureur assez semblable à celle des accès d'hy-
drophobie ; mais ces accidens n'ont pas eu
de suite, et ces animaux étaient rétablis au
bout de trois ou quatre jours. La soustraction du fluide céphalo-rachidien détermi-
nant nécessairement la pénétration de l'air
dans la cavité qu'il occupait, il est remarquable qu'il ne survienne aucun accident.

Le fluide céphalo-rachidien exerce un
certain degré de pression sur les organes
qu'il entoure ; car, lorsqu'on lui donne issue, il jaillit à plusieurs pouces de distance.
Cette pression augmente lorsque l'animal fait
des efforts ; car le fluide jaillit alors avec plus
de force et à une plus grande distance. On
peut expliquer cette augmentation de pres-

sion dans les efforts par la congestion qu'ils déterminent dans les sinus cérébraux et spinaux. La pression exercée sur l'abdomen au moment où l'on fait la ponction du rachis, détermine aussi une plus forte projection du fluide. Le savant académicien s'est demandé si l'on ne pourrait pas, jusqu'à un certain point, expliquer par ce phénomène l'action des ceintures qui compriment le ventre pour soutenir les forces musculaires.

Si l'on augmente la pression que supporte naturellement le fluide céphalo-spinal, en introduisant une nouvelle quantité de liquide, on produit une paralysie générale. Une compression exercée sur la partie inférieure du canal arachnoïdien distendu par le liquide, produit aussi des phénomènes apoplectiformes.

La température du fluide céphalo-rachidien est de 31° Réaumur. Si après avoir extrait ce fluide on le réintroduit immédiatement en lui conservant sa température, l'animal n'éprouve aucun accident ; mais si on le refroidit à dix degrés, l'animal a des frissons et des convulsions ; si on le refroidit à zéro, l'animal est pris d'un tremblement universel.

Si l'on remplace le liquide cérébro-spinal par de l'eau distillée ou par de l'alcool, on détermine des mouvemens convulsifs généraux. La teinture de noix vomique introduite dans le canal vertébral, agit avec moins d'intensité que si on la fait pénétrer dans les veines.

M. Magendie a remarqué que les noms que les anciens avaient donnés aux différentes parties du cerveau, se trouvent parfaitement en rapport avec l'existence du fluide, dont il paraît qu'ils avaient connaissance. C'est ainsi que la grande valvule du cervelet, la valvule de Vieussens, l'aqueduc de Sylvius, avaient reçu leurs noms des fonctions qu'on leur attribuait par rapport au fluide céphalo-spinal. Ce ne peut être aussi que d'après la connaissance de ce fluide que s'était accréditée l'idée hypothétique, que la sérosité du cerveau était évacuée par la lame criblée de l'ethmoïde dans les fosses nasales, et qu'elle y était transmise par la glande pituitaire, à laquelle elle parvenait

par la tige pituitaire que l'on nommait pour
cela l'entonnoir, ou le bec, ou le tuyau de
l'entonnoir.

Les conséquences que M. Magendie tire
des faits qu'il a rapportés dans son mémoire,
sont les suivantes :

1° Le fluide qui se trouve dans la cavité sous-arachnoïdienne du cerveau et du rachis, et dans les ventricules cérébraux de
l'homme et des animaux vertébrés, est une
humeur naturelle qui doit maintenant pren-
dre place parmi les autres fluides animaux
connus ;

2° Le fluide céphalo-rachidien est indis-
pensable au libre exercice des fonctions du
cerveau et de la moelle de l'épine ;

3° Ce liquide protège les organes encé-
phalo-rachidiens contre les violences exté-
rieures ;

4° Il influe sur les fonctions du cerveau
et de la moelle épinière par sa pression, par
sa température et par sa nature chimique ;

5° Il existe une ouverture naturelle de
communication entre la cavité sous-arachnoïdienne du rachis, et l'extrémité du qua-

trième ventricule. Cette ouverture établit une communication facile entre les cavités du cerveau et le liquide cérébro-spinal ;

6° Les ventricules sont constamment remplis par le fluide céphalo-rachidien, et peuvent en contenir deux onces ; au-delà de cette quantité, il y a dérangement dans les fonctions de la locomotion et affaiblissement des facultés intellectuelles ;

7° Il est très probable qu'il existe dans les mouvemens du cerveau flux et reflux du fluide céphalo-rachidien des cavités encéphaliques au canal rachidien ;

8° Un liquide produit dans le rachis, pénètre dans les ventricules par l'ouverture qui se trouve à l'extrémité du *calamus scriptorius*, et les remplit ;

9° Un liquide, déposé dans un ventricule passe sans retard dans les autres et arrive jusqu'à l'extrémité inférieure du canal rachidien ;

1° Un fluide accidentel, qui a sa source à la surface des hémisphères cérébraux, peut parvenir assez promptement dans la cavité du rachis et dans celles du cerveau.

11º Il est très probable que le fluide qui se trouve dans les ventricules, dans l'état de santé comme dans celui de maladie, a pris sa source principale dans la pie-mère rachidienne.

277 Coupe du cerveau montrant le ventricule latéral gauche, et son prolongement postérieur et inférieur avec le plexus choroïde.

278 Coupe verticale de la tête et du cou, présentant la vue de profil du cerveau, de la moelle épinière, de la cavité buccale, de l'arrière-gorge, de l'œsophage et de la trachée-artère.

279 Vue de la base du cerveau avec les origines des nerfs cérébraux.

280 La base du crâne présentant différens sinus, avec les muscles et nerfs de l'orbite.

281 Coupe verticale et horizontale de la base du crâne et de l'orbite, pour montrer les nerfs de l'œil, le ganglion opthalmique, les faisceaux des nerfs iridiens qui en sortent, et les filets de communication avec le ganglion carotidien.

282 et 283 Différentes coupes faites dans la même intention.

284 Coupe pour démontrer les nerfs de l'œil.

285 Pièce pour rendre sensible la structure de l'oreille interne; modèle bien plus grand que nature.

286 La distribution des artères provenant du carotide commun au cou et à la face.

287 Préparation du nerf facial et de ses ramifications aux muscles de la face et du cou.

288 Cœur injecté, avec les vaisseaux.

289 Préparation des artères et veines superficielles au pli du coude.

890 Artères, veines et nerfs du bras.

291 Les muscles de la main.

292 Les muscles, les artères et veines de la main.

293 Un placenta vu du côté de sa surface adhérente ou utérine.

294 Préparation des organes génito-urinaires de l'homme avec les artères et les veines.

295 *Idem* de la femme.

296 Deux têtes de Patagons, peuples de l'Amérique méridionale.

Les Patagons sont en général d'une taille de sept pieds et demi, huit pieds, et d'une force prodigieuse. La grosseur de ces deux têtes, les plus extraordinaires que M. Gall ait vues, suffirait pour donner une idée de la stature gigantesque de ces barbares. Le savant cranologiste a reconnu dans la plus oblongue, les penchans suivans : astuce, industrie, esprit d'indépendance, d'enva- hissement, de rapine, amour du meurtre et du sang, toutes les passions humaines portées à l'excès, et, malgré tout cela, un certain degré de bonté.

La justesse de ces observations nous a été confirmée par un médecin, M. Bonnet, ré- cemment de retour du Chili qui a été à portée de vérifier le caractère distinctif des Pata- gons. Ce sont ces mêmes peuples-géans qui ont attaqué, avant la découverte du Pérou par Fernand Cortez, l'empire des Péruviens ; les annales de la dynastie des Incas le prouvent ; les Péruviens, anthropophages à l'égard de leurs prisonniers, faisaient un festin des Patagons qu'ils prenaient à la guerre, après que leur grand-prêtre leur avait arraché le cœur dont il offrait l'encens au Soleil, leur première divinité.

Un manteau fait de plusieurs peaux cousues ensemble, flotte sur les épaules d'un Patagon ; il se sert pour armes, d'un arc dont la corde est en boyau un roseau en fait la flèche ailée de plumes, une pierre, un silex aigu y sert de fer.

Pour se purger, dit Pegafitta, les Patagons s'enfoncent une flèche assez avant dans la bouche, afin d'exciter le vomissement et ils rendent par-là une matière verte remplie de sang noir. Ils sont nomades et ils adorent le Diable. Toute leur nourriture consiste en viande crue, ce qui les rend sanguinaires. Magellan rapporte qu'ayant fait donner à un Patagon une corbeille pleine de morceaux de bœuf salé, il avala ensuite un demi-seau d'eau d'un seul trait : le même mangeait les souris toutes crues et sans les écorcher ; Magellan lui ayant présenté un grand miroir d'acier, et le géant y voyant sa figure pour la première fois, recula avec tant d'effroi et de violence, qu'il renversa quatre matelots qui se trouvaient derrière lui.

Les femmes ne sont pas si grandes, mais elles sont plus grosses ; leurs mamelles tombantes ont plus d'un pied de long ; elles se couvrent les parties naturelles avec une peau mince.

C'est en vain qu'on essaya de ramener un Patagon en Espagne, afin de le présenter à l'empereur Charles-Quint; une fois qu'il se vit enchaîné, il se mit à hurler, à souffler, à invoquer Sétébos, son démon principal, et ne pouvant parvenir à briser ses fers, il expira de rage.

297 Tête d'un Indien de la Nouvelle-Zélande.

Les Indiens de la Nouvelle-Zélande (Grand-Océan , Amérique septentrionale), ont le teint de couleur olive ou d'un brun foncé ; leurs cheveux sont noirs, bouclés, remplis d'huile et de poussière d'ocre rouge ; en général ils ont la barbe frisée et noire et portent leurs cheveux attachés sur le sommet de la tête ; leur usage est de se tatouer en se traçant sur le front des lignes spirales qu'ils enluminent de couleurs très vives. Leurs corps sont bien proportionnés dans la partie supérieure, mais pour les jambes, elles sont trop minces ; leur parure se compose de colliers d'os, de petits oi-

seaux, de bouquets de plumes blanches,
soit sur la tête, soit aux oreilles : pour
armes, des massues, des piques, des arcs,
des flèches ; ne connaissant nullement les
métaux, des coquillages très durs, tran-
chans, des cailloux aiguisés remplacent,
pour eux, le fer de la hache, de la flèche
et de la pique. Le coupant d'un silex leur
fait l'office d'un rasoir pour les cheveux et
la barbe. — Absolument nus, toute leur
pudeur dans les deux sexes, consiste à se
couvrir la ceinture d'un morceau de natte.
— A la guerre seulement ils sont anthropophages, et, faisant un festin de leurs prisonniers, ils fixent en trophée leurs têtes
en haut de leurs huttes. — Pour tout in-
strument de musique dans leurs danses, ils
soufflent dans un tube de bois qui produit
un braiement sauvage : leur vie vagabonde
doit encore faire considérer les Zélandais
comme des peuples nomades, puisque, par
pur caprice, ils changent souvent de can-
ton, et, en quelques heures, forment à coups
de hache, de la première forêt, un krâal ou
bourgade. — La manière de se saluer des

Zélandais est de se frotter le nez contre celui de la personne à laquelle ils accordent
leur amitié et leur confiance. — Les femmes,
pour surcroît d'ornemens, ont les lèvres
remplies de petits trous et peintes en bleu;
elles sont accroupies la plupart du temps.
Enfin leur religion est un mélange ridicule
d'idolâtrie, et leurs rits sur le mariage un
système de polygamie indéfini, qui rend
les époux très commodes, et leur fait céder
leurs femmes aux étrangers pour quelques
verroteries sans valeur.

298 Modèle de cheval écorché.

299 La perdrix rouge : le sternum est renversé
pour laisser voir le cœur, le foie et le second estomac; l'ovaire, qui chez les oiseaux seulement existe du côté gauche,
se voit rempli d'ovules avec l'oviduc et
le conduit excréteur.

300 Le perroquet amazone. Préparation qui fait
voir le cœur et les autres viscères de la
poitrine et de l'abdomen.

301 Le pigeon. Préparation du cœur, du foie,
du second estomac, et de l'ovaire avec
l'oviduc.

302 Verdier mâle. Préparation des muscles pec
toraux qui font mouvoir les ailes.

303 Verdier femelle. Préparation des viscères
de l'abdomen.

304 La cresserelle. Même préparation.

305 La grenouille. Préparation des viscères.

306 L'écureuil. Préparation des viscères de la
poitrine et de l'abdomen.

307 La belette. Même préparation.

308 Préparation des viscères chez un singe. On
y voit les poumons, le cœur, le foie,
l'estomac, les gros et petits intestins et la
vessie dans leurs rapports naturels.

309 Une série de préparations en cire représentant les phénomènes de l'incubation de
l'œuf de poule depuis le premier jour jusqu'à la sortie du poulet.

310 Collection des plus belles et plus rares espèces de papillons du Brésil et des Grandes-
Indes.

311 Ces armoires vitrées renferment une collection choisie des plus belles espèces de
perroquets et d'oiseaux mouches. Ces
derniers principalement sont remarquables par leur fraîcheur et par l'état de con-

servation où ils se trouvent. On se dispensera de donner ici la liste de tous ces oiseaux, puisque le nom est mis au-bas de chacun.

312 Autopsie d'un homme adulte, faisant voir les viscères abdominaux et thoraciques à l'état sain et dans leurs rapports naturels.

313 Autopsie d'un cabiai au neuvième jour de gestation.

314 Circulation fœtale du chevreuil.

315 Momie égyptienne.

316 Plusieurs cadres renfermant des yeux artificiels en émail, de la composition de M. Hazard-Mirault, artiste oculiste de la Faculté de médecine de Paris, membre de l'Athénée des arts, de la société d'Encougement, de l'Académie de Dijon, de celle de Marseille, etc.

FIN.